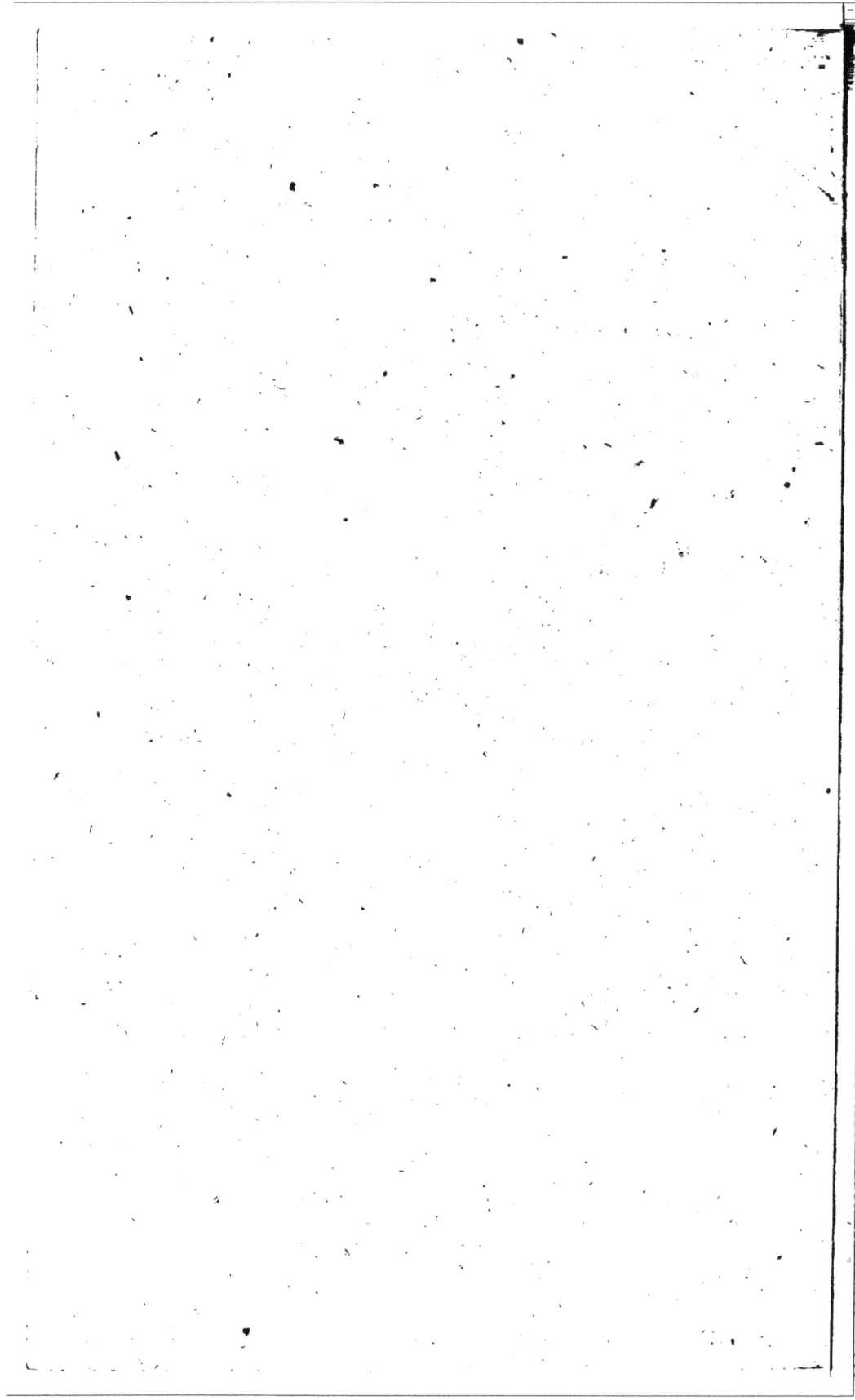

EXTRAIT DES ANNALES D'HYGIÈNE PUBLIQUE.

(TOME XXX , 2ᵉ PARTIE.)

DES RAPPORTS DE DISTANCES

QU'IL EST UTILE DE MAINTENIR

ENTRE LES FABRIQUES INSALUBRES ET LES HABITATIONS

QUI LES ENTOURENT ;

PAR M. D'ARCET.

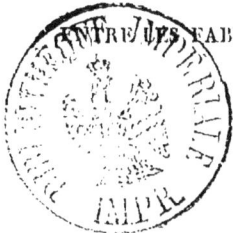

Si tous les vents soufflaient pendant des temps égaux et toujours avec la même intensité, il est évident qu'il faudrait placer chaque fabrique à émanations insalubres ou désagréables au centre d'un cercle à elle consacré, dont la circonférence servirait de limite aux habitations du voisinage et auquel il faudrait donner un rayon d'autant plus grand que les émanations de la fabrique seraient plus intenses, plus fréquentes, plus nuisibles ou plus désagréables : c'est d'après ce principe qu'à l'origine du développement de notre industrie manufacturière, l'administration voulut déterminer l'emplacement que devait occuper chaque fabrique insalubre ou incommode pour laquelle une autorisation lui était demandée ; mais on s'aperçut promptement qu'agir ainsi était une erreur, et on laissa depuis, comme cela est actuellement, au libre arbitre des conseils de salubrité ou, à défaut, à MM. les architectes-voyers, le soin de fixer, pour chaque manufacture, la distance des habitations environnantes à laquelle la fabrique peut être légalement établie (1).

---

(1) Il reste cependant encore quelques traces, dans les actes de l'administration, de cet ancien usage de considérer les manufactures insalubres ou désagréables comme nuisant également, *à distances égales,*

Membre du conseil de salubrité du département de la Seine depuis 1813, j'ai eu souvent à réfléchir sur les difficultés que j'éprouvais pour accorder, autant que possible, dans chaque cas particulier, les intérêts de la propriété avec ceux de l'industrie. C'est pour m'aider dans ces circonstances difficiles que j'ai pensé à former le tableau de l'influence des vents, qui fait le sujet de la présente note. Cette figure m'a été bien utile et souvent indispensable ; aussi ai-je pour but, en la publiant avec les explications nécessaires pour en bien faire comprendre la disposition et l'usage, d'engager chacun des nombreux conseils de salubrité qui existent maintenant, tant en France qu'à l'étranger, à composer une figure analogue pour la localité qui le concerne, et à s'en servir pour donner à ses rapports la rectitude qui, entraînant la conviction, peut seule faire taire l'intérêt particulier froissé par suite de son opposition avec l'intérêt public.

Ayant à représenter graphiquement la sphère d'action des principaux vents aux alentours d'une fabrique insalubre, et manquant d'observations directes et de données positives à ce sujet, j'ai cru, faute de mieux, pouvoir prendre pour mesure de la *nuisance* d'une fabrique insalubre

---

aux habitations qui les entourent : c'est ainsi que, par exception, le Code forestier (art. 151) exige que les fours à chaux soient soumis à une autorisation quand on veut les construire à moins d'un kilomètre des forêts, et que des distances fixes, indépendantes des localités et de l'orientation, sont exigées pour l'établissement des tuileries, des briqueteries et des dépôts de boues et d'immondices : je citerai, au sujet de ces dépôts, l'examen qui a lieu au moment même où j'écris cette note, du projet d'un dépotoir qu'il s'agit d'établir dans la commune de la Petite-Villette, pour envoyer à Bondy, par une conduite souterraine, les liquides des fosses d'aisances de Paris : l'étude de ce projet a été faite sur un cercle de 800 mètres de rayon, ce qui fera certainement naître des oppositions qu'on aurait pu justement éviter, en adoptant pour base du projet une figure de *nuisance* plus rationnelle.

les nombres indiquant combien de jours par an chacun des principaux vents passe sur cette fabrique avant d'arriver aux habitations du voisinage.

La figure 1 de la planche 1re a été construite d'après le relevé des observations météorologiques faites à l'Observatoire de Paris, depuis le 1er juillet 1835 jusqu'au 1er juillet 1843, c'est-à-dire chaque jour pendant huit années consécutives : voici le tableau qui résume ces observations et qui en donne les termes moyens pour cet espace de temps (1) :

Termes moyens des observations météorologiques faites pendant 8 années consécutives : les nombres composant la seconde colonne de ce tableau indiquent combien de jours chacun des vents a soufflé par année.

Désignation des principaux vents.	Nombres de jours par année moyenne et pour chaque vent.
Nord.	20
Nord-nord-est.	14
Nord-est.	31
Est-nord-est.	17
Est.	15
Est-sud-est.	10
Sud-est.	17
Sud-sud-est.	15
Sud.	31
Sud-sud-ouest.	26
Sud-ouest.	41
Ouest-sud-ouest.	32
Ouest.	37
Ouest-nord-ouest.	22
Nord-ouest.	25
Nord-nord-ouest.	13

(1) Les observations météorologiques dont il s'agit ont toutes été faites, chaque jour, à l'heure de midi, circonstance tout-à-fait favorable à l'usage que je fais de ces observations, puisque le voisinage n'a pas à souffrir des fabriques insalubres pendant la nuit, et que l'on peut, sans grande erreur, considérer les observations faites à midi comme donnant la direction moyenne des vents pendant les autres heures de la journée.

Observations. — Il y a eu, pendant les 8 années, 5 jours de calme. Dans le calcul des moyennes, toute décimale inférieure à 5 a été supprimée, et toute décimale excédant 5 a été comptée comme 1.

Chaque vent, ne se chargeant des émanations d'une fabrique insalubre qu'en passant sur elle, et ne nuisant au voisinage que du côté de la fabrique opposé à celui d'où il vient, j'ai dû porter, comme on le voit, à la figure 1re planche 1, les nombres relatifs à chaque vent, non du côté d'où ils soufflent, mais bien du côté opposé où ils arrivent après avoir passé sur la fabrique et s'y être chargés d'émanations insalubres : c'est ainsi qu'ont été tracés les seize rayons dont les extrémités extérieures ont déterminé le contour du polygone que je considère comme étant, pour le département de la Seine, la surface spéciale exposée à l'influence nuisible de la fabrique insalubre établie au centre de cette figure : j'ajouterai les développemens qui suivent pour faire mieux comprendre ce qui précède. Je représente une fabrique insalubre par le massif ombré A, figure 1re, planche 1re, et je suppose cette fabrique orientée comme l'indique la flèche qui est sa méridienne.

En plaçant la figure le nord en haut, et en comparant les cotes du tableau imprimé ci-dessus, avec celles du polygone, on remarquera que le vent d'est, par exemple, qui ne souffle, terme moyen de 8 années, que 15 jours par an, ne commençant à nuire qu'après avoir passé sur la fabrique insalubre A, doit avoir sa sphère de *nuisance* au-delà de la fabrique du côté de l'ouest, et que c'est ce qui a été indiqué dans la figure en y plaçant la cote de ce vent d'est, non du côté d'où il souffle, mais bien entre le côté gauche de la fabrique A et l'extrémité gauche de la ligne cotée 15, du côté de l'ouest.

C'est en inversant ainsi toutes les cotes du tableau qu'à été construite la figure dont il s'agit et qui, en résumé, fait voir que le vent du nord nuit au voisinage de la fa-

brique 20 jours par an, tandis que le vent du sud lui nuit
annuellement pendant 31 jours ; que les inconvéniens
occasionnés par le vent est-sud-est ne se font sentir du
coté de l'ouest-nord-ouest, que pendant 10 jours chaque
année, tandis que les habitations qui sont au nord-est de
la fabrique ont à souffrir de ses émanations pendant 41
jours par an, sous l'influence du vent du sud-ouest, qui,
comme l'indique la figure, est le vent régnant pour la localité du département de la Seine : je ne crois pas nécessaire de prolonger davantage cette explication, sans doute
plus que suffisante, pour bien faire comprendre le système
de construction des figures 1, 2 et 3, planches 1 et 2 :
quant à l'emploi de ces figures, voici, je pense, ce qu'on
peut en dire de plus utile.

Lorsqu'il s'agit d'établir une fabrique insalubre, incommode ou désagréable, dans une localité donnée, je com-
mence par bien m'orienter dans le centre de cette localité au moyen d'une boussole ; je pose sur le terrain la
figure 1re, planche 1re, et je place la boussole sur cette
figure en l'y centrant, et de manière à faire coïncider, ou
à rendre parallèles les méridiennes de la boussole et du
plan ; je n'ai plus alors qu'à examiner : 1° la disposition
générale du terrain et des habitations du voisinage ; 2° si
la distance de la fabrique aux maisons les plus voisi-
nes, du côté opposé aux vents de l'ouest et du sud-ouest
qui sont, *pour nous,* les vents régnans, est assez grande
pour que ce côté du voisinage ne puisse pas avoir à souffrir des émanations de la fabrique projetée ; 3° s'il est possible de faire construire la fabrique projetée, sur le terrain
choisi, de telle manière qu'en se trouvant placée sur ce
terrain comme le massif A l'est sur la figure 1re planche
1re, les habitations qui l'entourent soient réparties autour
d'elle comme le sont les angles et les côtés du polygone
autour du point A de cette figure.

On conçoit qu'en ljoignant les données générales ainsi acquises, aux autres renseignemens puisés sur les lieux, et à ceux qui résultent de l'étude des pièces du dossier de chaque affaire, on puisse prononcer avec plus de sécurité, et même avec conviction entière, sur les demandes en érection de fabriques que l'administration fait examiner.

S'il était établi, pour chaque grand centre d'habitations, des figures analogues à celle qui fait le sujet de cette note, ces figures rendant, pour ainsi dire, palpable, l'influence des principaux vents sur les pays, seraient sans doute utiles aux agriculteurs qui y trouveraient, sans le moindre effort d'esprit, tout ce qu'ils peuvent avoir à désirer sous le rapport de la fréquence des vents. Les propriétaires en consultant ces figures, sauraient positivement et sans peine quel est le côté de leur voisinage qu'ils doivent le plus surveiller, et les architectes y trouveraient un moyen facile de bien placer, relativement aux fabriques environnantes, les nouvelles maisons qu'ils auraient à faire construire : quant aux conseils de salubrité et à MM. les architectes-voyers, ce qui a été dit plus haut leur paraîtra sans doute utile et propre à faciliter les travaux importans qui leur sont confiés.

Il est évident que la surface du polygone reconnu nécessaire pour l'établissement d'une fabrique, devra être d'autant plus grande que les opérations faites dans cette fabrique seront plus insalubres et que les émanations en seront plus fréquentes et plus expansibles, mais il l'est aussi qu'au fur et à mesure que l'on assainira les fabriques, on pourra les établir au centre de polygones de plus petits en plus petits, en les maintenant toujours symétriques entre eux : on arrive ainsi à ce rapprochement, c'est que la fixation des rapports de distances, rendue palpable par la figure qui fait le sujet de cette note, en posant clairement la question, pourra hâter l'assainissement de nos manufactures, et agir ainsi dans le même sens que l'a fait depuis 1810, la grande mesure de la classification des établissemens industriels : je ne pousserai pas plus loin ces considérations générales qui me conduiraient trop loin, et je terminerai en disant un mot des figures 2 et 3, des planches 1 et 2.

La figure 2 a été tracée d'après le relevé des observations météorologiques faites à l'Observatoire de Paris, seulement pendant le cours de l'année 1824 ; en comparant cette figure 2, à la première de la planche 1re et en remarquant la grande différence qui existe entre les surfaces de ces deux polygones, on sent combien il était nécessaire d'opérer sur le terme moyen des observations faites pendant plusieurs années : je n'ai pu réunir que celles qui se trouvent imprimées officiellement, dans les comptes-rendus des séances de l'Académie des Sciences depuis le 1er juillet 1835 jusqu'à ce jour, mais je ferai ce qui dépendra de moi pour me procurer des observations antérieures, en assez grand nombre, pour obtenir, par leur moyen, le polygone définitif dont la forme et la surface ne seraient plus sensiblement influencées par l'admission de nouvelles observations météorologiques.

Quant à la figure 3 de la planche 2, elle a été construite en prenant pour rayons du polygone les cotes exprimant le plus grand nombre de jours que chaque vent a soufflé par an, pendant l'espace de 8 années : cette figure, au lieu de représenter l'influence moyenne des principaux vents dans ce laps de temps, comme le fait la figure 1, planche 1re, représente donc le maximum d'influence annuelle que chaque vent a exercé pendant l'espace de ces huit années : j'ai bien hésité avant de me déterminer à ne pas faire de cette dernière figure le sujet de la présente note, mais l'adoption de ce polygone par les conseils de salubrité et par MM. les architectes-voyers, serait probablement trop fa-

vorable à la propriété foncière et au voisinage des fabriques insalubres : tout bien considéré, j'ai pensé qu'il était
plus juste de baser ses appréciations sur l'état moyen des
vents, que sur les maxima de leurs influences, et qu'ayant,
d'ailleurs, à prendre en considération bien d'autres circonstances pour chaque cas particulier, il valait mieux
partir de données moins gênantes pour l'industrie, et at-
tendre, pour savoir s'il est utile de devenir plus sévère,
qu'on ait réuni tous les renseignemens fournis par le com-
plément de l'enquête : au reste, j'ai publié ici ce polygone, figure 3, planche 2, pour que les personnes qui
n'approuveraient pas ma manière de voir au sujet de cette
figure, puissent trouver réunies dans cette note toutes
les données de la question qui en fait l'objet : je perfec-
tionnerai ce travail le mieux que je le pourrai, et je ne
manquerai certainement pas de prendre en grande considération, les observations critiques qui pourront m'être
faites au sujet de la préférence donnée à la figure 1, planche 1, sur la figure 3 de la planche 2.

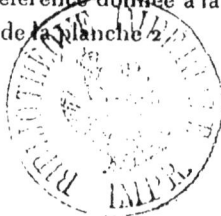

FIN.

IMPRIMÉ CHEZ PAUL RENOUARD, RUE GARANCIÈRE, 5.

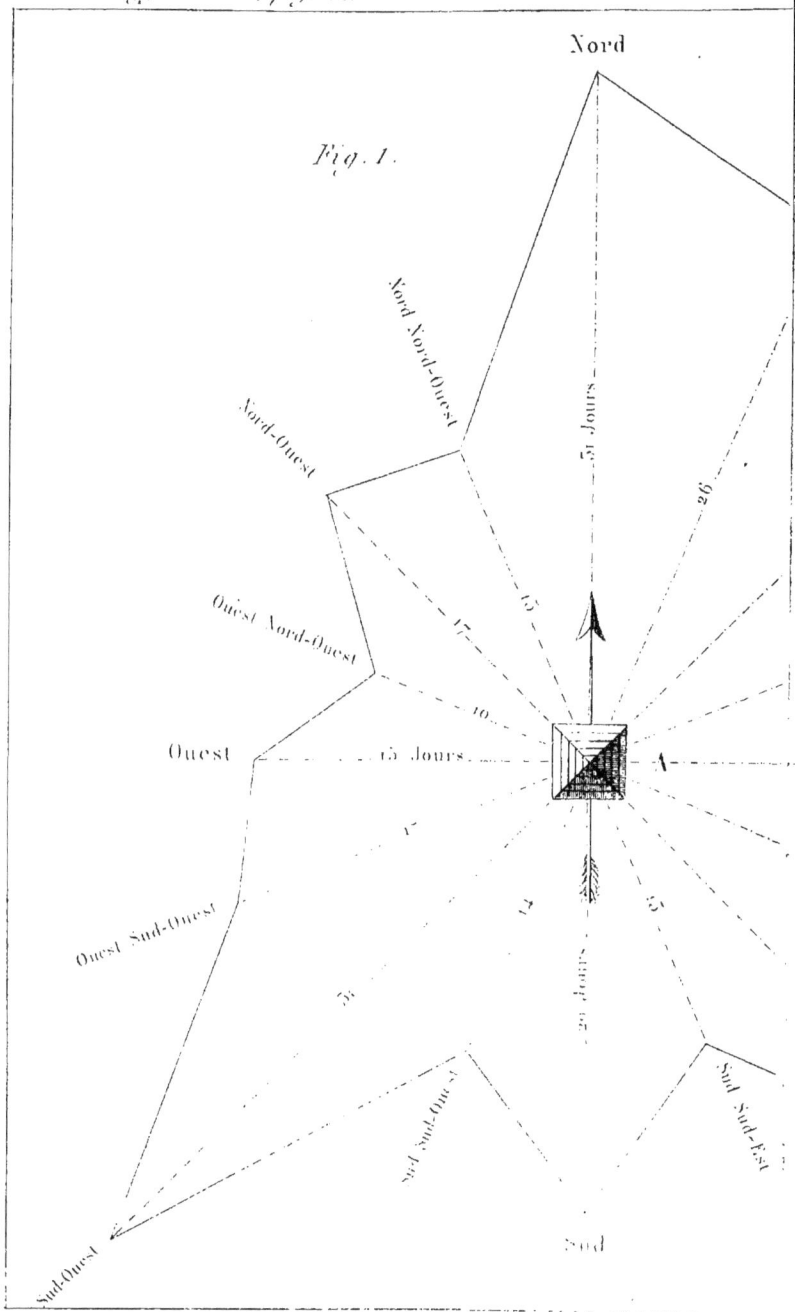

Fig. 1.

Nord

Nord Nord-Ouest

Nord-Ouest

Ouest Nord-Ouest

Ouest — 15 Jours —

Ouest Sud-Ouest

Sud-Ouest

Sud Sud-Est

Sud

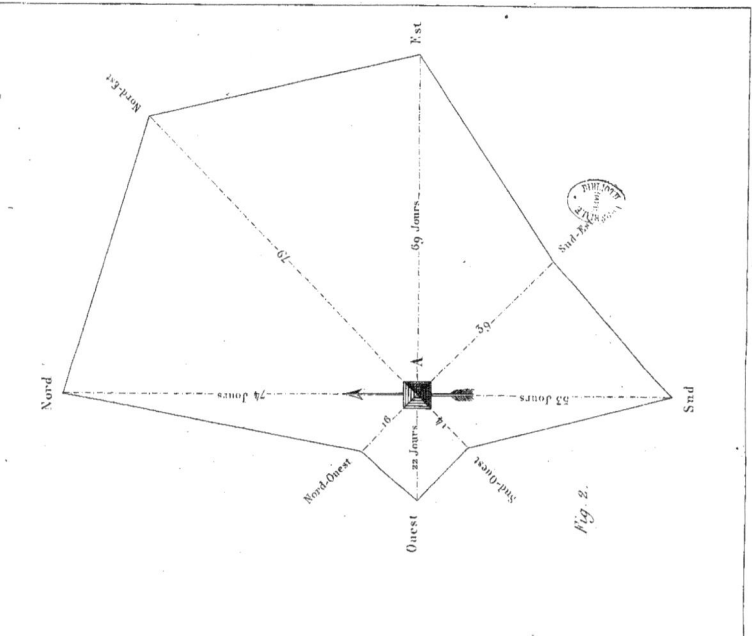

Fig. 2.

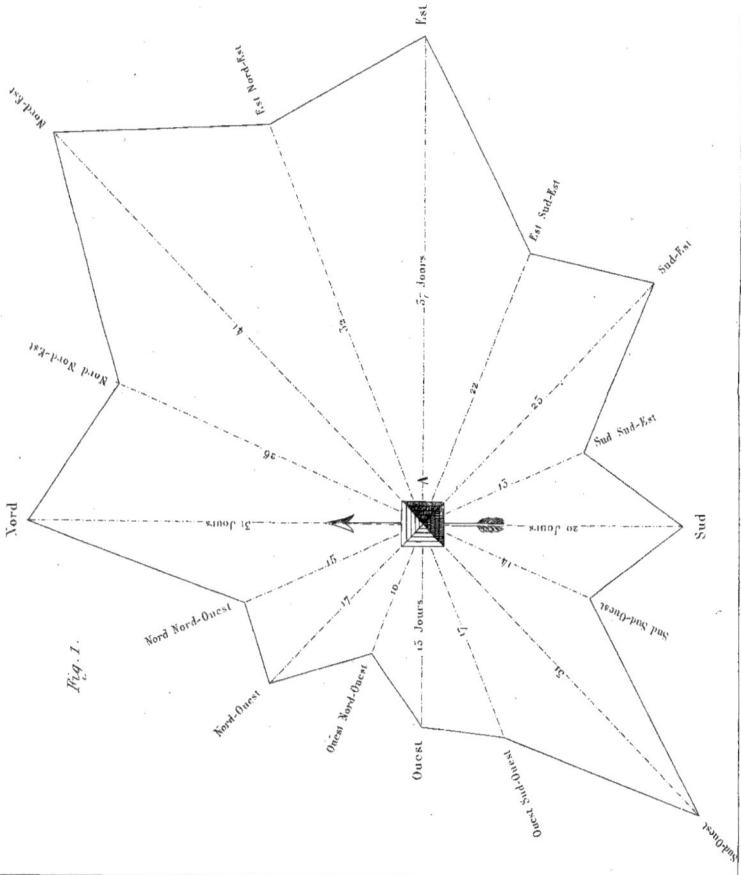

Fig. 1.

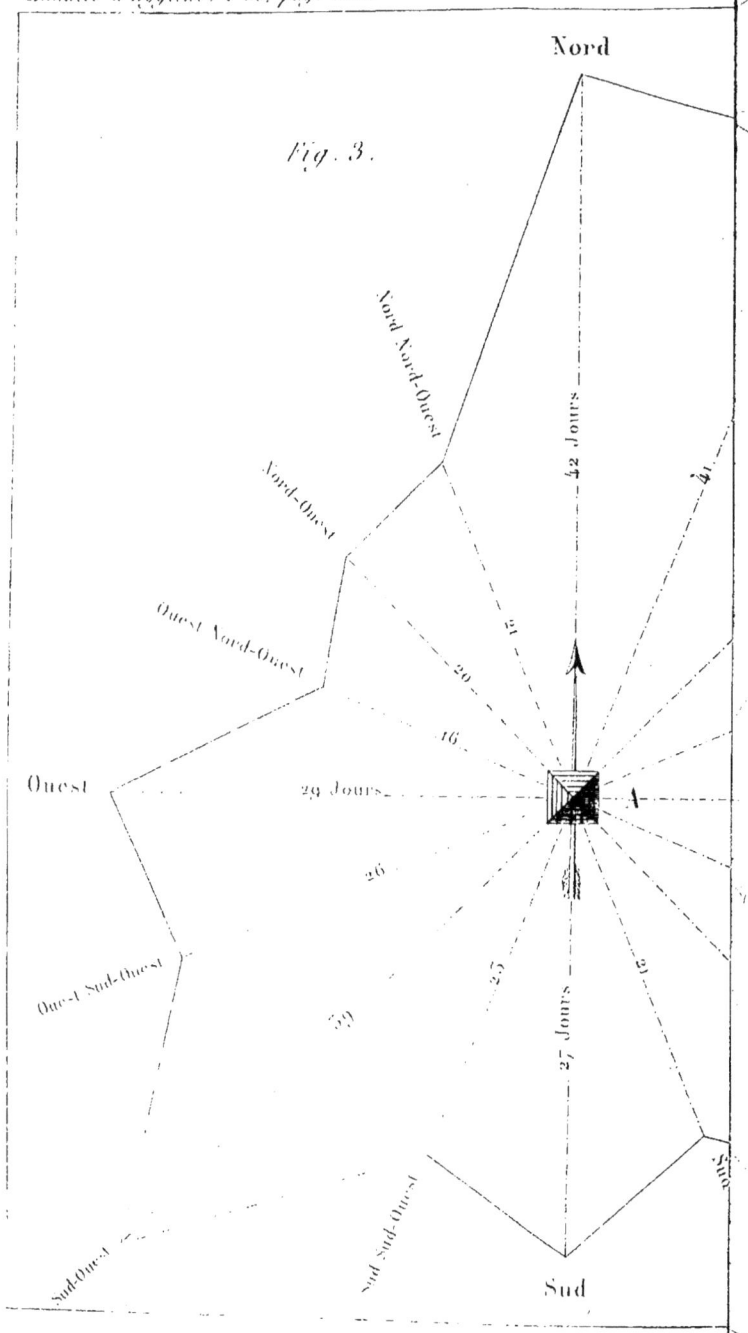

Nord

Fig. 3.

Nord Nord-Ouest

Nord-Ouest

Ouest Nord-Ouest

Ouest

42 Jours

Ouest Sud-Ouest

29 Jours

26

Sud-Ouest

Sud Sud-Ouest

27 Jours

Sud

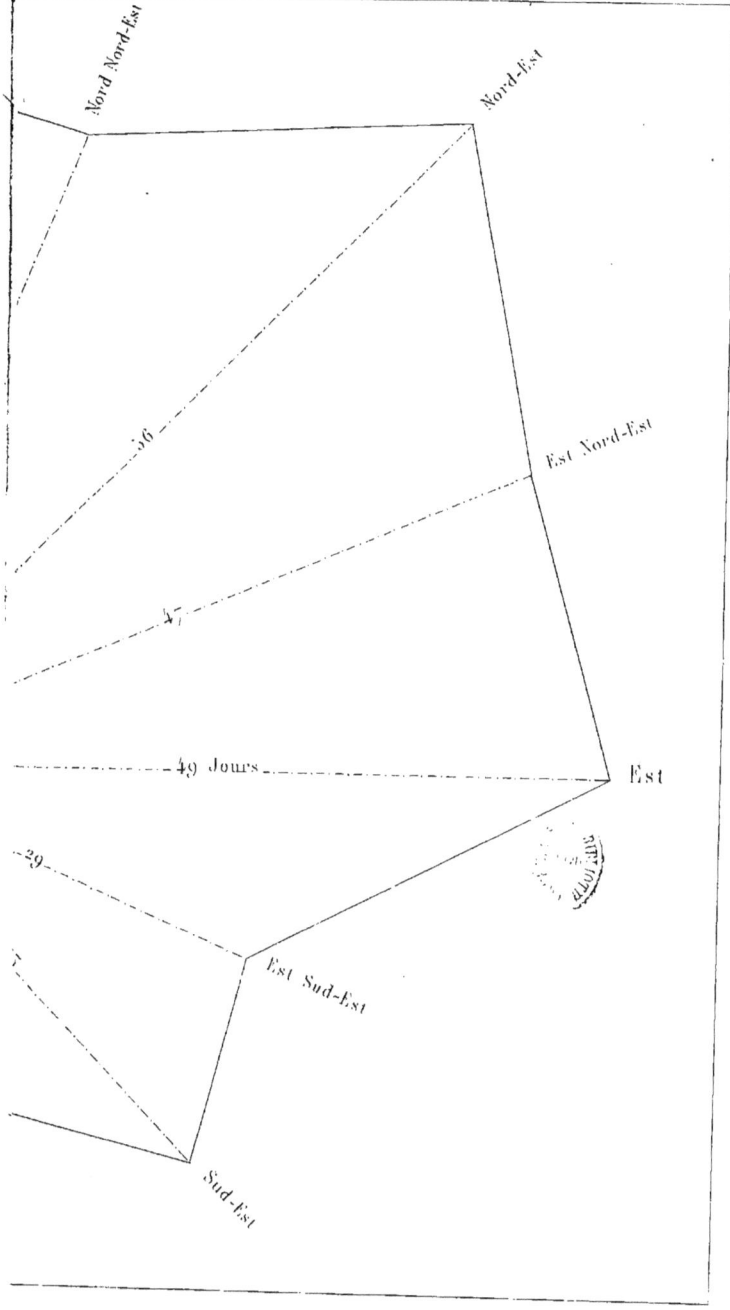

Nord Nord-Est

Nord-Est

Est Nord-Est

56

47

49 Jours

Est

29

7

Est Sud-Est

Sud-Est

www.ingramcontent.com/pod-product-compliance
Lightning Source LLC
Chambersburg PA
CBHW070221200326
41520CB00018B/5735

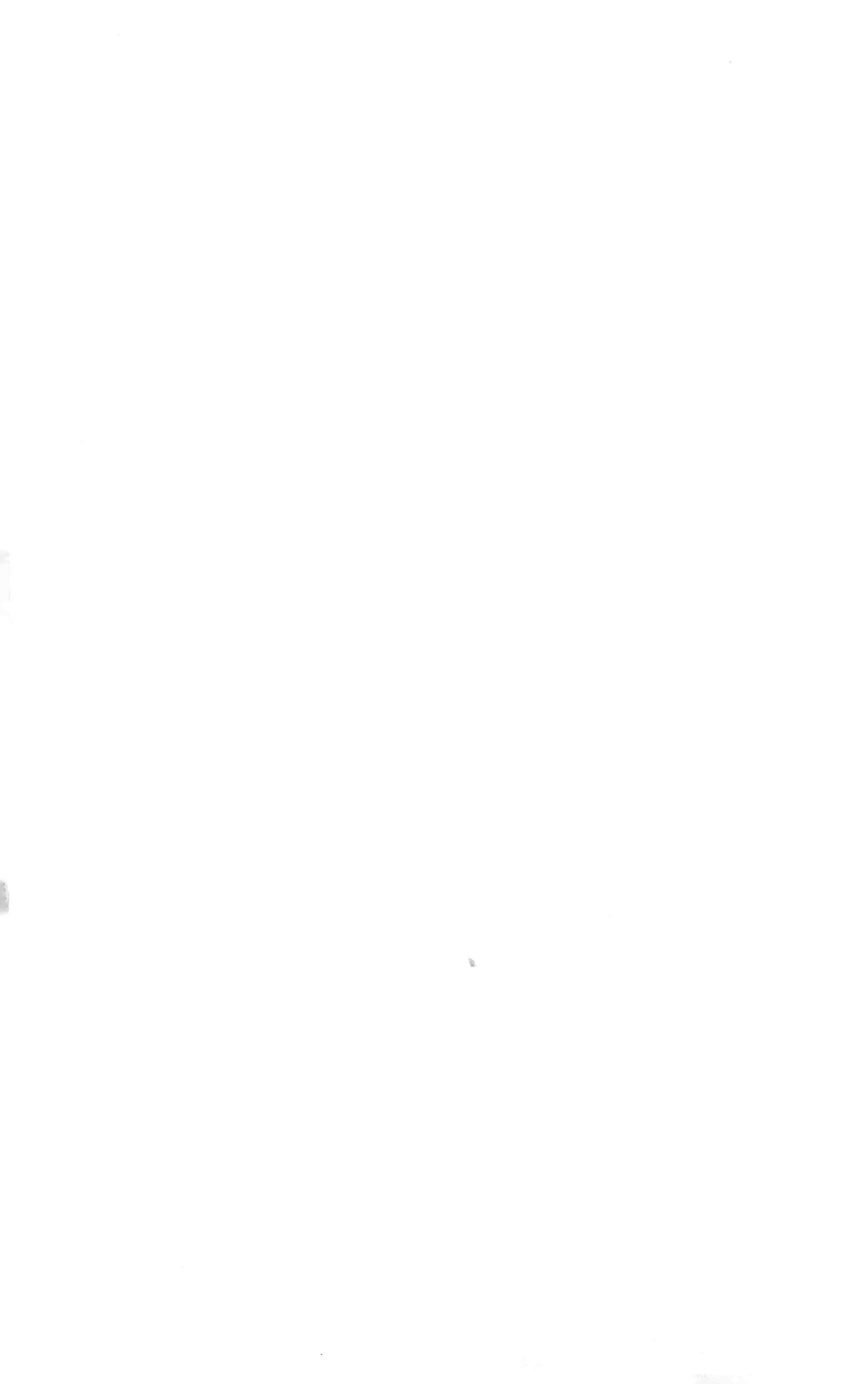